Made in the USA
Monee, IL
27 November 2022

18681553R00056